RAPPORT

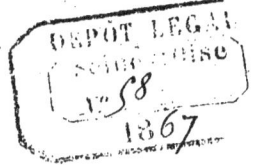

A SON EXCELLENCE MONSIEUR LE MINISTRE

DE

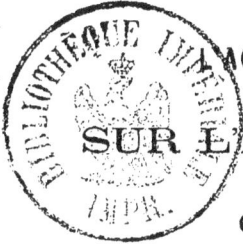

AGRICULTURE ET DU COMMERCE

SUR L'ÉPIDÉMIE DE VARIOLE

QUI A SÉVI A ÉPÔNE

(Seine-et-Oise),

EN 1865-66,

Par M. A. BROSSARD, Médecin à Épône,

Honoré d'une Médaille de l'Académie impériale de Médecine, dans sa séance
du 11 décembre 1866.

MANTES.

IMPRIMERIE DE ANTOINE-HIBOUT.

1867

Td 64
460

MINISTÈRE

L'AGRICULTURE, DU COMMERCE ET DES TRAVAUX PUBLICS.

———

Paris, le 6 juin 1866.

MONSIEUR,

Vous avez adressé à mon Ministère un Rapport dans lequel vous avez consigné vos observations sur l'épidémie de variole dont la commune d'Épône a été récemment atteinte.

Je vous remercie de l'envoi de ce document, qui a été transmis à l'Académie impériale de Médecine. Cette compagnie savante appréciera vos titres à la récompense que vous sollicitez à raison des soins que vous avez donnés aux malades pendant le cours de l'épidémie dont il est question.

Recevez, Monsieur, l'assurance de ma considération.

Le Ministre de l'Agriculture, du Commerce et des Travaux publics,

Pour le Ministre et par autorisation,

Le Directeur,

JULIEN.

A SON EXCELLENCE

MONSIEUR LE MINISTRE

DE L'AGRICULTURE ET DU COMMERCE.

Monsieur le Ministre,

Une épidémie de petite vérole vient de sévir sur la commune d'Épône, où j'exerce la médecine. Le nombre considérable de personnes qu'elle a atteintes, les terreurs qu'elle a fait naître, les conditions particulières dans lesquelles elle s'est développée, les considérations pratiques auxquelles elle peut donner lieu, surtout en ce qui concerne les moyens préventifs, m'incitent à vous en présenter une relation succinte et scrupuleusement exacte : j'y suis encouragé d'ailleurs par la pensée que le zèle de Votre Excellence, pour le bien public, lui fera trouver quelque intérêt au récit d'une calamité qui a frappé une laborieuse population de cultivateurs.

Milieu dans lequel l'épidémie s'est développée.

La commune d'Épône est située sur un coteau exposé au nord; son sol est calcaire. Les habitations laissent généralement à désirer en ce qu'elles sont exiguës, mal éclairées et mal aérées.

Outre ces conditions topographiques, je dois en signaler une autre d'un autre ordre, dont l'importance n'a pas besoin d'être démontrée. Aucun habitant d'Épône n'avait été revacciné lorsque l'épidémie éclata : l'utilité de cette précaution était chose complètement inconnue en ce pays.

Origine de l'épidémie.

Un habitant d'Épône, âgé de 54 ans, vacciné dans la première enfance, étant allé à Paris pour inviter un de ses amis à la noce de son fils, trouva cet ami malade de la variole discrète; de retour au village, il ne tarda pas à présenter les prodrômes ordinaires, et, le 14 octobre 1865, je constatai une variole discrète qui se termina par la guérison. La belle-fille et les amis de ce premier malade lui avaient donné des soins; ils offrirent bientôt les symptômes précurseurs, et, le 4, le 6 et le 16 novembre, un premier groupe de contaminés nous donnait deux cas de variole confluente et un cas de variole discrète. Dès-lors la maladie avait pris racine sur notre sol et elle se propageait parmi les parents des premiers malades. Le 4, le 5, le 6, le 8, le 10 décembre, ils formaient un second groupe qui désormais ira en grossissant, sans interruption, jusque vers la fin de l'épidémie.

Propagation de l'épidémie.

Elle me paraît s'être faite de deux façons distinctes : d'abord par *contagion*, proprement dite. Ainsi ce sont les parents et les amis du premier malade qui sont les premiers atteints, comme nous venons de le dire; mais, après les premiers cas de mort survenus le 8, le 27, le 28,

le 29 décembre, la frayeur s'empara d'un grand nombre
de personnes; elles restèrent chez elles en évitant soi-
gneusement tout rapport direct ou médiat avec les malades, et cependant l'épidémie sévit parmi elles.

Les renseignements que j'ai pris me permettent de
dire que, sur 116 cas de variole qui constituent cette
épidémie, 69 se sont développés après une contagion bien
manifeste et 47 sans qu'aucune circonstance permette
d'établir cette contagion.

En examinant ce tableau qui termine ce mémoire (1)
et qui donne la liste complète des malades, il est facile
de voir que ce fût seulement, après une vingtaine de cas
de contagion que l'on vit se manifester le développement
dit spontané; tout porte à croire qu'alors il fût dû à
l'infection résultant de la viciation de l'air par le nombre
déjà considérable des malades et au transport à l'aide de
cet air vicié des germes encore inconnus de la variole.

Y a-t-il eu des causes qui aient favorisé le développement par infection?

J'ai déjà signalé la mauvaise disposition des habitants;
voici une autre particularité dont l'influence me paraît
mériter une recherche sérieuse.

Le cimetière ne remplit pas le vœu de la loi de 1804;
il est placé au milieu du village, près de l'église, sur un
terrain un peu plus élevé que les habitations voisines, qui
ne sont distantes que de 15 mètres. La contenance du
cimetière est de 17 ares 80 centiares, dont nous devons
déduire 5 ares pour les concessions à perpétuité, on peut

(1) Il n'a pas été imprimé.

se demander si ce qui reste est suffisant pour laisser aux corps le temps nécessaire à la destruction complète des parties molles, et, en second lieu, si le sol n'est pas arrivé à cet état de saturation de matières animales qui le rend impropre à provoquer la décomposition putride. Pour répondre à la première question, j'ai interrogé le fossoyeur ; il n'a été obligé cette année de creuser qu'une fosse sur le lieu où une personne était déjà enterrée, et cette première inhumation datait de vingt ans : cet intervalle est plus que suffisant pour la destruction des parties molles, et d'ailleurs les réglements tolèrent ces intervalles minimum de cinq ans. Quant à l'état de saturation du sol, il ne pourrait guère être apprécié que par des exhumations, ce qui n'est pas praticable.

Quoi qu'il en soit, la situation du cimetière près des habitations, outre l'influence qu'elle peut exercer en tout temps sur la santé, n'a-t-elle pas une nocuité plus particulière lorsque déjà plusieurs cadavres de sujets morts de la variole viennent d'être inhumés? En interrogeant les faits sans idée préconçue, voici les résultats auxquels je suis arrivé.

Les environs du cimetière n'ont pas été frappés d'une manière sensiblement plus forte; l'épidémie a sévi surtout sur une des extrémités du village située au sud-est du cimetière. Or, il faut noter que les vents ont soufflé presque continuellement du nord-ouest pendant la durée de l'épidémie; ils balayaient donc la surface du cimetière et transportaient dans la partie du village que nous venons de désigner les miasmes dont ils avaient pu se charger. Sans pouvoir rien affirmer sur le degré de puissance de la cause que nous signalons, nous croyons que la situation respective du cimetière et des habitations permet d'y voir un danger en temps d'épidémie.

Épisootie concomitante.

Toujours préoccupé de rechercher les signes d'une infection de l'atmosphère, j'ai pris des renseignements sur l'état sanitaire des bestiaux; rien de grave ne m'a été signalé de ce côté. Il est à noter cependant que sur les gallinacées la mortalité a été considérable pendant notre épidémie de variole : j'ai vu jusqu'à neuf poules mourir en une seule nuit, chez un fermier, sans que rien eût pu les faire croire malades la veille.

Durée de l'épidémie.

Commencée le 14 octobre 1865, l'épidémie n'a cessé que le 28 février; elle a donc duré 135 jours, contrairement à ce que l'on observe pour beaucoup d'épidémies. Elle n'a pas eu de ralentissement très-marqué vers sa fin, c'est-à-dire qu'il n'y avait pas beaucoup plus d'invervalle entre l'apparition des cas qu'il n'y en avait en décembre et janvier, époque de la plus grande intensité. Il semblerait donc que la petite vérole ait cessé, non parce que ses germes étaient devenus moins actifs, mais parce qu'elle ne trouvait plus de sujets favorables à son développement. Ceci me conduit à parler d'un fait important dont on a contesté l'influence utile en temps d'épidémie.

Heureuse influence des revaccinations mise hors de doute.

Aucun habitant d'Épône n'avait eu la pensée de se faire

revacciner; on croit là, comme presque partout dans les campagnes, que la vaccine doit préserver pendant toute l'existence, et le médecin qui cherche à propager les revaccinations rencontre des préjugés de plus d'une sorte. L'épidémie d'Épône me paraît apporter sa part de lumière à l'étude de cette question.

Sur 830 habitants, 116 ont été atteints de variole : c'est une proportion forte; sur ce nombre, 26 cas ont été confluents : il y a eu 10 décès. De l'inspection du tableau, il résulte que le plus jeune des sujets qui ont eu la maladie confluente était âgé de 22 ans : la plupart avait de 30 à 70 ans. Cette influence, si notable de l'âge sur la confluence, se retrouve pour la l'éthalité; en effet, sur nos 10 morts, 8 avaient plus de 29 ans; nous pouvons même dire que cette influence est la même sur l'aptitude à contracter la maladie, à quelque degré que ce soit, car les trois quarts de nos malades avaient de 30 à 70 ans.

Nous pouvons donc conclure que plus on s'éloigne de l'âge auquel on a été vacciné, plus le danger d'être atteint de la variole augmente, d'où l'on peut inférer que le besoin des revaccinations est en raison direct de l'âge.

Mais la revaccination est-elle préservatrice si on la pratique pendant une épidémie de variole?

Sans entrer ici dans les questions subsidiaires sujettes à discussion, je dirai seulement que l'épidémie d'Épône donne en ce qui concerne une réponse très-nette. Pour diminuer le nombre des sujets aptes à propager l'épidémie, j'ai exhorté les habitants à se faire revacciner, en leur donnant l'exemple sur moi-même ; 182 se laissèrent persuader, et, sur ce nombre, 152 furent inoculés avec succès ; 30 restèrent réfractaires, bien que j'aie réitéré l'opération jusqu'à sept fois sur le même sujet.

De ces 182 sujets, aucun n'a été atteint, même de varicelle, pendant l'épidémie, ce qui me porte à croire fermement à l'utilité des revaccinations pratiquées même au moment où la variole sévit.

Marche de la maladie.

Malgré le grand nombre de malades, la plupart des cas ont eu une marche d'une grande simplicité. Un des symptômes les plus accusés de cette épidémie a été l'ataxie avec délire violent ; il ne semble pas cependant qu'il ait ajouté à la gravité de la maladie, car presque toujours je l'ai vu céder à une potion calmante contenant du sirop de sulfate de morphine, 30 grammes ; de l'éther sulfurique, 2 grammes ; de la teinture de musc, 2 grammes, et 120 grammes d'eau de menthe pour excipient. Je n'ai pas observé de ces complications graves signalées si souvent par les auteurs du siècle dernier. Tout s'est borné à cinq cas de miliaire : aucune lésion ou difformité consécutive n'est survenue.

Sans doute, le médecin a quelque droit de se féliciter personnellement de ce bon résulat et de l'attribuer en partie à la bonne direction qu'il a su imprimer au traitement hygiénique et pharmaceutique. Mais qui pourrait méconnaître là l'heureuse influence de la vaccination ? Le terrain n'était pas vierge pour le développement de la variole ; aussi, quand on compare cette épidémie à celles des siècles derniers, qui moissonnaient la dixième partie du genre humain, d'après Husson (1), quand on se rappelle que l'épidémie de 1720 fit périr 20,000 personnes à Paris seulement, on ne peut s'empêcher de proclamer que si les efforts des médecins et de l'administration, pour la propagation de la vaccine, n'ont pas encore atteint l'idéal, c'est-à-dire l'extinction de la variole, ils ont eu au moins cet effet bien remarquable de transformer le terrain sur lequel elle se développe et de s'opposer ainsi à son entière évolution, ce qui nous reporte bien loin des statistiques formées lors de Lacondamine.

Effets moraux de l'épidémie pratique mis en usage pour conjurer le fléau.

Le nombre rapidement croissant des malades, la mort de plusieurs d'entre eux, produisirent un effet inévitable; la terreur a déjà tant de peine à contenir les manifestations désordonnées de l'épouvante dans les cités où règnent l'instruction et le bien-être; il est aisé de comprendre à quels sentiments les habitants des campagnes peuvent être portés en temps d'épidémie.

Sans insister sur ce point, je dois pourtant dire que, vers le 1er janvier, la frayeur étant à son comble, les habitants se portèrent en foule vers des coteaux, situés à 8 kilomètres d'Épône, pour y charger des charretées de branches de sapin et de genevriers. Ces essences résineuses furent amoncelées sur douze points dans les rues, et, chaque soir, *pendant neuf jours,* douze feux, d'une énorme dimension, furent entretenus pendant deux heures.

(1) Dict. des Sciences Médicales, tôme 56, page 430.

Situation du médecin.

Pendant ce temps, une fumée épaisse et irritante couvrait tout le pays et y répandait une obscurité profonde; il en résulta des accidents. Les personnes obligées, comme je l'étais, de sortir de chez elles furent malades par l'asphyxie ou par les chocs inévitables dans leurs courses précipitées à travers ces ténèbres. Plusieurs fois, je fus victime de ces accidents et malade d'irritation bronchique et d'excès de fatigues; je dus cependant continuer à sortir pour donner des soins aux nouvelles victimes de l'épidémie. Comment, en effet, faire autrement puisque j'étais seul pour leur porter les secours de mon art, et très-souvent même je devais préparer les médicaments, à cause de l'éloignement des pharmacies environnantes?

Ces moyens de purification de l'air n'eurent aucun résultat sur la marche de l'épidémie; elle continua à sévir exactement comme avant l'installation des bûchers résineux.

Tel est, Monsieur le Ministre, le récit court, mais fidèle, que j'ai cru devoir soumettre à Votre Excellence. Si elle pensait que le médecin, dont tous les moments ont été consacrés à la guérison ou au soulagement des malades pendant cette longue épidémie, et dont les forces se sont épuisées au milieu des fatigues de nuit et de jour qu'imposaient les exigences physiques et morales d'une telle situation, soit digne de quelques éloges; si l'Académie de Médecine daignait me décerner une de ces récompenses que vous mettez à sa disposition pour reconnaître les services rendus pendant les épidémies, toutes mes fatigues seraient oubliées, et notre population d'Épône, en voyant honorer l'homme qui s'est dévoué pour elle, comprendrait mieux encore combien l'administration prend à cœur tout ce qui touche à sa sécurité.

Veuillez agréer, Monsieur le Ministre, le profond respect avec lequel j'ai l'honneur d'être,

de Votre Excellence,

le très-humble et très-obéissant serviteur,

A. BROSSARD.

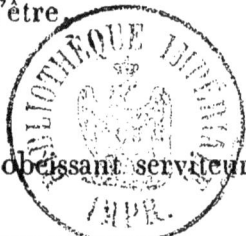

Mantes. — Imprimerie de Antoine-Hibout.

www.ingramcontent.com/pod-product-compliance
Lightning Source LLC
Chambersburg PA
CBHW050424210326
41520CB00020B/6742